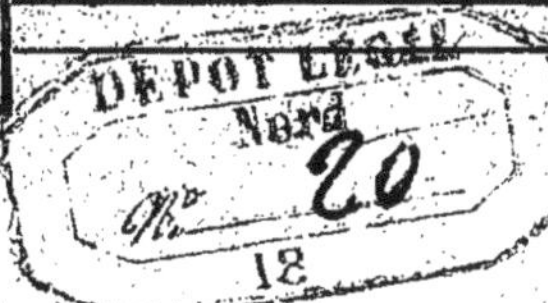


LE

# CRIN DE FLORENCE

ET

# SA VALEUR THÉRAPEUTIQUE

Communication faite à la *Société de Thérapeutique* de Paris, le 24 juin 1885, par

le Dr F. GUERMONPREZ
(DE LILLE),
membre corresp. de la Soc. de Chirurgie de Paris et de l'Acad. de Méd. de Belgique ;

et le Dr PAUL BIGO
(DE CAUDRY),
membre correspondant de la Société de Médecine de Strasbourg.

2e ÉDITION.

PARIS,
OCTAVE DOIN, ÉDITEUR,
8, place de l'Odéon, 8.

1887.

LE

# CRIN DE FLORENCE

ET

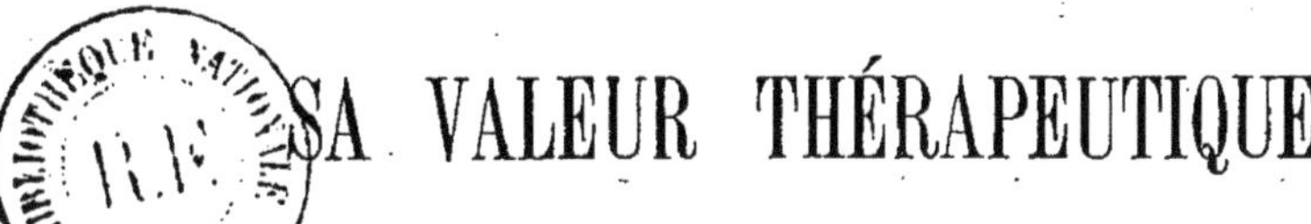

# SA VALEUR THÉRAPEUTIQUE

Communication faite à la *Société de Thérapeutique* de Paris,
le 24 juin 1885, par

le Dr F. GUERMONPREZ
(DE LILLE),
membre corresp. de la Soc. de Chirurgie de Paris
et de l'Acad. de Méd. de Belgique ;

et le Dr PAUL BIGO
(DE CAUDRY),
membre correspondant de la Société de Médecine
de Strasbourg.

2e ÉDITION.

PARIS,
OCTAVE DOIN, ÉDITEUR,
8, place de l'Odéon, 8.

1887.

# DU MÊME AUTEUR

Plaies par éclatement des doigts (*Journal des Sciences médicales de Lille*, *Bull. gén. de Thérap. méd. et chir.*, 1881, et *Gaz. des hôp.*, 10 nov. 1881).

Plaies par usure de la main et des doigts (*Journal des Sc. méd. de Lille* et *Thérap. contemp.*, 1881).

Corps étrangers spéciaux aux ouvriers de la métallurgie (*Revue médicale de Toulouse*, nov. et déc. 1882, *Bull. gén. de Thérapeutique* et *Journal des Sc. méd. de Lille*, 1883).

Étude sur les plaies déterminées par les peignes de filature (*Société de Médecine et de Chirurgie de Bordeaux*).

— Le même, traduit en espagnol par le Docteur F. Curòs Alcantara (*Encyclopedia medico-pharmaceùtica* de Barcelone, février 1884).

Plaie de l'avant-bras produite par une machine à percer; fracture des deux os avec issue de l'un des fragments; guérison (*Gaz. des hôp.*, 5 sept. 1882, et *J. des Sc. méd. de Lille*).

Étude sur les plaies des ouvriers en bois (*Comm. à la Société de Chirurgie de Paris*, 1883, et *Journal des Sciences médicales de Lille*, 1883).

— Le même, traduit en italien par le Docteur M. Venturoli (*Scienza italiana* de Bologne, janvier et février 1884).

— Le même, traduit en espagnol (*El Sentido catòlico en las ciencias medicas* de Barcelone, février et mars 1884).

Sur le pronostic des mutilations de la main (*Lecture faite à la Société de Chirurgie de Paris*, 16 janvier 1884).

Note sur les conséquences d'une plaie par peigne de filature (*Journal des Sc. méd. de Lille*).

Fracture de la colonne vertébrale; réduction des fragments déplacés; retour immédiat de la sensibilité et de la motilité; guérison. (*Bull. méd. du Nord*, 1873, p. 61, et *Gaz. des hôp.* 15-17 avril 1873.)

Manœuvres de réduction appliquées à un cas de traumatisme du rachis (*Ibidem*, 22 févr. 1882. *Union méd.* 1882).

Lésions tardives après un cas de traumatisme du rachis; luxation spontanée de la rotule en dehors; plaie ulcéreuse spéciale sous l'ischion. (*Lecture faite à la Société de Chirurgie de Paris*, 29 nov. 1882, et *Journal des Sc. méd. de Lille*, 1883.)

Pratique chirurgicale des établissements industriels, un vol. de 500 pages, avec 150 figures. Paris et Lille, 1884-87.

Arrachements dans les établissements industriels. (*Bulletin de l'Académie royale de médecine de Belgique*, 3e série, tome XVIII, n° 4)

Notes sur quelques résections et restaurations du pouce. — Paris, 1887.

Essai de cheiroplastie : tentative de restauration du pouce au moyen d'un débris de médius. (*Société de Chirurgie de Paris*, 28 juillet 1886.)

Étude sur les coups de cardes. (*Bulletin de l'Académie royale de médecine de Belgique*, 1886.)

Le crin de Florence (1) n'est pas une nouveauté thérapeutique ; Passavant l'a employé en 1865, dans une opération de staphylorrhaphie (2), mais son exemple semble avoir trouvé peu d'accueil.

[En Angleterre, Wardrop l'aurait employé le premier pour lier les artères (3). Puis, MM. Swery, Hopkins, Walters, Bryant, Haywood Smith, et surtout M. Granville Bantock lui ont reconnu de grands avantages comme fil de suture.]

En France, M. le prof. U. Trélat en fit usage, vers 1881, dans son service de l'hôpital de la Charité ; il l'a depuis lors abandonné pour des motifs dont nous n'avons pas connaissance.

[Dans la *Gazette des Hôpitaux* du 22 septembre 1881, M. le Dr A. Poncet, (de Lyon), explique, après trois cas heureux, pour quels motifs il préfère le crin de Florence aux fils métalliques pour l'opération de la fistule vésico-vaginale.

Le 23 Juin 1883, M. le Dr P. Tillaux démontra à l'*Académie des Sciences* la supériorité du crin de Florence pour la suture des nerfs : deux bons résultats en font la preuve.

Le 16 Avril 1884, M. le Dr L.-G. Richelot signale à la *Société de Chirurgie de Paris* l'usage du crin de Florence dans la périnéorrhaphie. Le premier nœud que l'on y fait tient assez solidement pour ne pas se desserrer pendant que l'on fait le second. On peut laisser ce fil longtemps en place, parce que les tissus le tolèrent admirablement. Si on en perd un ou deux en les enlevant, il n'y a pas à s'en occuper. (*Bull. de la Soc. de Chirurg.* X. 320).]

Enfin, un bon nombre de chirurgiens des hôpitaux de Paris semblent en faire un usage assez suivi, assez soutenu, pour que l'on soit en droit de faire une étude systématique de ce produit actuellement très utilisé par la thérapeutique chirurgicale.

Il est bon, en tous cas, de chercher à connaître sa nature, ses avantages, ses inconvénients, et par conséquent les indications et les contre-indications de son emploi.

Et d'abord, le crin de Florence n'est pas du crin.

[M. A. Poncet l'a dit en 1881 : il n'a que l'apparence de comparable avec les crins des chevaux ; mais il n'est pas inutile de le répéter : le crin de Florence n'est pas du crin.

---

(1) Pour les détails les plus précis, voir : *Avantages du crin de Florence (silk-worm-gut des Anglais) comme fil de suture*, thèse pour le doctorat en médecine par Paul Bigo. Paris 1886.

(2) *Arch. gén. de médecine*, 1865, I, 55. — Henry Gilson. *Nouveau Dict. de méd. et de chir. prat.* Paris 1883, XXXIV, 304.

(3) John-Eric Érichsen. *Science and art of Surgery*, seventh édition. London 1877, I, 292.

On lui donne aussi les noms de crin marin, crin d'Espagne, mors-à-pêche (1), fil de Florence et même fil de soie.

Les chirurgiens anglais l'appellent *silk worm gut*, ce qui signifie intestin de ver à soie, dénomination vicieuse qui consacre une erreur, car ce n'est point l'intestin, qui est en question.]

M. G. Pennetier semble avoir connu la nature et la préparation de cette matière (2). Des renseignements que nous avons recueillis, il résulte que le crin de Florence n'est autre que la glande sétigère du ver à soie (fig. 1), avec son contenu.

[Pour préparer le crin de Florence, il existe plusieurs procédés.

D'après le *Dictionnaire des Sciences médicales* de Dechambre, M. Duval et Lereboullet, quand, dans une magnanerie, on voit certains vers à soie se raccourcir (3), au lieu d'attendre leur mauvais cocon, on les fait macérer dans du vinaigre, après quoi on tire de leur bouche les deux glandes séricigères, que l'on crève. Il en sort un filet visqueux, qu'on allonge tant qu'on peut, en le maintenant à l'air pour qu'il se solidifie.]

Le plus souvent, on choisit les larves du *Bombyx mori* arrivées à leur *maximum* de développement, c'est-à-dire au moment où elles vont commencer à filer leur cocon.

On les tue, soit en les faisant macérer dans du vinaigre pendant vingt-quatre heures, comme l'indiquent M. G. Pennetier et d'autres, soit en les

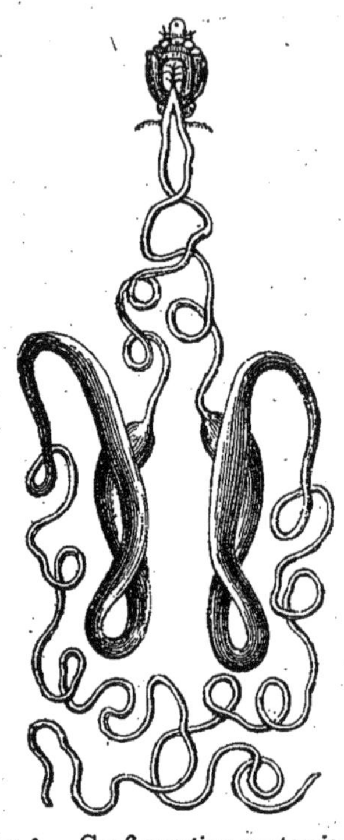

Fig. 1.—Configuration anatomique de la *glande sétigère* du ver à soie. C'est cette matière qui, préparée avec soin, devient le *crin de Florence* (4).

(1) Les grammairiens décideront s'il convient d'orthographier « mort à pêche », comme le veut un confrère, ou bien « mors à pêche ».

(2) G. Pennetier. *Leçons sur les matières premières organiques*. Paris 1881, p. 384.

(3) Ce mouvement des vers à soie indique qu'ils ne donneront qu'un très mauvais cocon, ou deviendront tapissiers, c'est-à-dire ne feront qu'un enduit plus ou moins plat de leur soie.

(4) « En disséquant sous l'eau une chenille du *Bombyx mori*, on aperçoit de chaque côté de la face ventrale un organe tubiforme, plusieurs fois replié sur lui-

immergeant pendant quelque temps dans de l'eau additionnée d'acide sulfurique comme on le fait à Turin.

Après avoir tué l'animal, on fait, d'un bout à l'autre du dos, une incision longitudinale, et immédiatement on en retire avec soin tout l'intestin, l'estomac, l'æsophage et probablement aussi une bonne partie des éléments musculaires, vasculaires et autres. On lave à l'eau chaude ; on rompt les téguments vers le milieu du corps ; et, tenant l'extrémité anale d'une main, la tête de l'autre, on tire avec précaution ; le fil qui déroule ses spires et ses replis n'est autre que la glande sétigère ; aux deux extrémités se trouvent les débris du reste de l'animal, que l'on sépare avec soin par le frottement.

Pendant toutes ces manipulations, les fabricants ont la précaution de laver à l'eau chaude, de nettoyer, de frotter minutieusement chaque pièce qu'ils préparent, afin de donner au produit un plus bel aspect, une meilleure allure, une plus grande valeur marchande. Cette préoccupation mercantile n'est pas sans intérêt au point de vue chirurgical : elle explique la valeur aseptique du fil obtenu.

On termine la préparation en faisant sécher à l'air libre.

On obtient ainsi des fils, les uns plus longs, les autres plus courts, les uns plus épais, les autres plus fins, sans qu'il y ait de relation régulière entre le calibre et la longueur. On groupe les fils analogues, dont on fait des paquets de cent, que l'on trouve dans le commerce, soit par paquets isolés, soit par groupes de dix paquets (mille crins).

[Dans les magasins, on conserve les approvisionnements enveloppés dans du linge, abrités dans un endroit frais et on évite également la fumée, le soleil et la sécheresse. Grâce à ces précautions, la matière ne subit aucune altération.]

On dit que ce produit est fourni aux pêcheurs à la ligne par les Anglais et même par les Écossais ; mais il est acquis que le marché

---

même. Ce sont les glandes séricipares correspondant aux glandes salivaires et qui sécrètent la soie.

» Elles sont formées : en arrière, d'un tube capillaire terminé en cul-de-sac entre le neuvième et le dixième anneau, et présentant un grand nombre de circonvolutions ; ce tube sécréteur communique en avant avec une partie dilatée, sorte de boyau intestiniforme recourbé en S, qui occupe l'espace compris entre le quatrième et le huitième anneau, et qui sert de réservoir à la matière sécrétée ; ce dernier enfin se continue en avant en un mince tube excréteur, qui, dans le voisinage de la tête, se réunit avec celui du côté opposé. Il en résulte un canal unique aboutissant à un petit appareil ou filière percée d'un orifice et qui tient lieu de lèvre inférieure.

» Deux petites glandes spéciales de couleur rouge jaunâtre, et situées sur le plancher de la bouche, (glandes d'Auzoux), versent dans ce dernier canal une sorte de vernis imperméable nommé *grez*, qui imprègne la soie avant sa sortie de la filière.

» La matière visqueuse et presque transparente sécrétée par les glandes séricipares, et additionnée du produit de sécrétion des glandes d'Auzoux, prend de la consistance et se solidifie à l'air. »

Ce ne sont donc pas les *intestins* des vers à soie qui sont en cause, comme l'ont pensé quelques chirurgiens. Ce sont bien les *glandes séricipares*.

de Paris et que nos fournisseurs lillois s'approvisionnent auprès des fabricants italiens, particulièrement à Turin, et auprès de quelques marchands du midi de la France.

Tel qu'il est livré par le commerce, le crin de Florence n'est pas propre à l'usage chirurgical ; il doit, avant d'être employé, remplir deux conditions :

l'élimination des deux extrémités,

la macération depuis un mois *au minimum* dans un liquide aqueux antiseptique.

Ainsi que le montre la figure 2, chaque paquet de crin de Florence

Fig. 2. — Un paquet de cent crins de Florence, tel qu'on le trouve dans le commerce. Pour le rendre antiseptique, il faut le débarrasser de ses deux extrémités et le faire macérer dans une solution antiseptique.

est lié, ou pour mieux dire saucissonné, à l'une de ses extrémités, à l'aide de plusieurs gros fils de laine soit rouge, soit verte, enroulés en une spirale serrée, qui cache le quart ou au moins le cinquième du crin. A distance de l'autre extrémité, qui donne à cette partie du paquet un aspect chevelu, se trouve un autre lien en forme d'anneau assez étroit, tantôt formé d'un bout de laine colorée, le plus souvent formé d'un gros crin de Florence enroulé en une spirale serrée.

Le chevelu de cette extrémité est formé par la partie la plus ténue du crin ; elle tente parfois le chirurgien par sa finesse même, lorsqu'il s'agit de placer une suture sur une partie mince et délicate des téguments ; ce serait là une erreur. — On trouve dans le commerce des crins de Florence aussi fins que peut le souhaiter le chirurgien le plus soigneux, et ceux-là sont bons. — Ceux qui forment le chevelu, quelle que soit leur apparence, doivent être rejetés parce qu'ils sont trop souvent *infidèles*. Si en effet on les examine au microscope, surtout après les avoir colorés par l'acide picrique, on trouve toujours en quelque endroit, soit une fissure, soit une encoche, soit une éraillure. Vienne l'effort nécessaire pour passer le fil ou pour le lier et le fil casse : on ne peut pas compter sur sa solidité. Il a d'ailleurs l'inconvénient de nuire singulièrement au bon fonctionnement de l'aiguille de Reverdin (fig. 3).

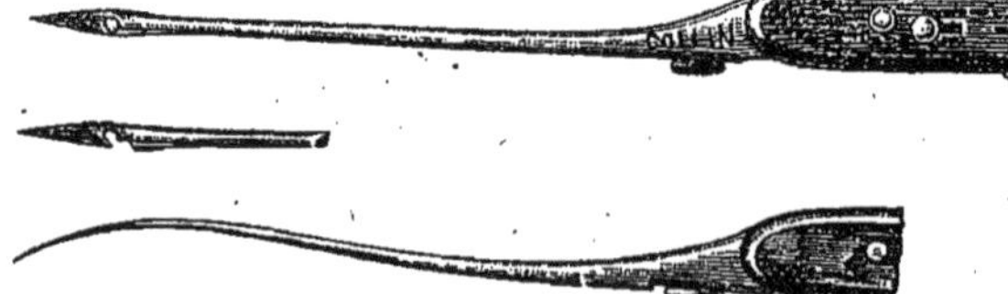

Fig. 3. — Aiguille de Reverdin : — vue de face et fermée ; — vue de face et ouverte ; — vue de champ.

Quant à l'autre extremité, qui est cachée par la laine lorsqu'on achète le paquet, elle est plus ou moins plissée, enroulée, déformée. Parce qu'elle ne se voit pas, cette partie est moins soignée dans sa préparation : aussi y trouve-t-on fréquemment des débris des téguments de la larve, ou quelque autre élément qui prive le fil de sa *valeur aseptique*.

D'où il résulte qu'*avant de destiner* le crin de Florence à l'usage chirurgical, il est nécessaire de le débarrasser de toute son extrémité chevelue (elle est infidèle), et de son autre extrémité cachée par la laine (elle n'est pas suffisamment aseptique).

Cela fait, le segment moyen du crin de Florence est mis à macérer dans un liquide antiseptique) (1), dont la menstrue peut être l'eau, (et non pas l'huile comme il arrive pour le catgut). Après un mois ou six semaines de cette macération, qui peut d'ailleurs être prolongée sans inconvénient, le crin de Florence est bon pour l'usage chirurgical.

Pour justifier cette appréciation devant la *Société de Thérapeutique*, nous résumerons rapidement quelques observations et quelques expériences que nous avons faites à Lille en 1885.

D'une façon générale, un bon fil chirurgical est tenace, souple, aseptique, et facilement supporté par les tissus.

La *ténacité* du crin de Florence est incontestable. Les pêcheurs à la ligne en ont fait une expérience séculaire ; il suffit d'avoir une fois été témoin des efforts désespérés du poisson sorti de l'eau, pour bien apprécier toute la solidité du crin de Florence.

Dans nos essais personnels sur la ténacité du crin de Florence préparé pour l'usage chirurgical, nous avons trouvé que le crin de Florence, de dimension ordinaire, casse sous un poids moyen de 2749 grammes (2), tandis que le fil d'argent casse à 2365, — le fil de tendon de baleine à 1815, — la soie phéniquée n° 1 à 2665, — et le catgut phéniqué n° 1 à 1765. (3)

(1) Quelques chirurgiens se bornent à tremper le crin de Florence pendant dix minutes dans l'eau phéniquée chaude, ou pendant vingt minutes dans l'eau phéniquée froide ; mais il ne faut pas oublier que l'eau chaude rend la matière moins tenace et un peu cassante. M. A. Poncet (de Lyon) a employé, en 1881, l'eau phéniquée double (5 %). Le fil est rendu plus rigide par ce contact ; et, s'il gagne en solidité, quand on étudie sa ténacité, il perd en souplesse, — ce qui n'est pas sans importance pratique : un fil trop rigide peut casser au niveau du nœud.

(2) Voici les chiffres de nos dix-neuf essais : 3165, 2765, 2265, 1865, 2815, 2465, 3165, 3265, 3815, 2865, 2765, 2665, 2365, 2865, 3165, 2965, 2165, 2165 et 2665.

(3) Il est vrai que la soie phéniquée n° 3 ne casse qu'à 3865, le catgut phéniqué n° 3 à 3265, et le catgut au sublimé n° 2 à 3415 ; mais on remarquera que les fils que nous venons d'énumérer sont beaucoup plus volumineux que le crin de Florence *ordinaire*. A un gros fil de soie, à un gros fil de catgut, c'est un gros crin de Florence qu'il faut comparer. *On en trouve* dans le commerce ; mais c'est une matière trop dispendieuse pour l'usage chirurgical ordinaire.

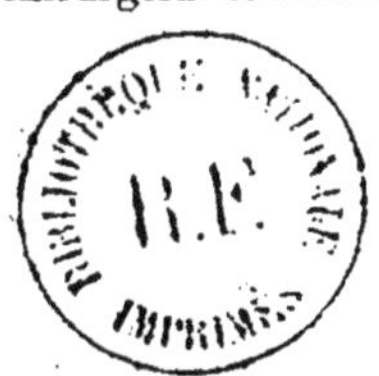

Ces expériences nous ont démontré que la préparation antiseptique ne diminue en rien la ténacité du fil.]

Sa *souplesse* est controversée à cause de la diversité des conditions de son emploi. Ceux qui emploient le crin de Florence tel qu'il est fourni par le commerce, en font un nœud, et serrent le nœud, voient presque toujours le fil se rompre au niveau même du nœud. Et je tiens à confirmer devant la Société l'exactitude de cette accusation. Mais, je le répète, il en est tout autrement, lorsqu'on se sert du crin de Florence macéré depuis six semaines *au minimum* dans un liquide aqueux antiseptique. Dans ces conditions, il est devenu souple, et même très souple. Il paraît que le crin de Florence teinté serait d'une souplesse plus grande encore. M. le prof. L. Le Fort l'a constaté. On trouve, chez les marchands d'articles de pêche, des crins jaunâtres, verdâtres, bleuâtres, brunâtres, dont l'essai comparatif montre une valeur thérapeutique toujours également bonne.

[Dans les conditions régulières de son emploi, le crin de Florence est très souple. L'opinion des chirurgiens est faite sur ce point.

L'état de *surface* du fil est encore un des éléments avantageux pour l'usage chirurgical. A l'œil nu, le crin de Florence paraît très uni. Au microscope, on le trouve finement strié dans le sens longitudinal et ces striations sont d'une régularité absolument remarquable. C'est vraisemblablement à cette particularité, qu'il faut attribuer l'avantage de ce fil, qui ne glisse pas entre les mains du chirurgien pendant les tractions. C'est probablement pour le même motif que le premier nœud (fig. 4) de la suture tient solidement, sans faire mine de se desserrer, pendant que le chirurgien passe le fil pour faire le second nœud (fig. 5). La confection du nœud de la

Fig. 4. — Le commencement du *nœud du chirurgien*, que l'on pratique en passant un bout du fil sous l'autre bout deux fois,— et non pas une fois, comme il suffit de le faire pour le nœud simple.

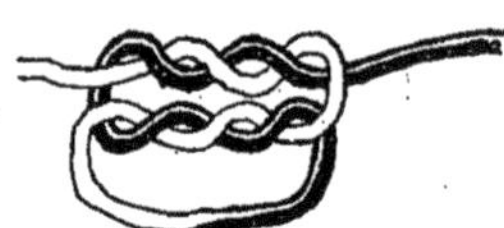

Fig. 5. — Le *nœud du chirurgien*, qui est toujours utile, et qui est plus avantageux encore, lorsqu'on se sert du crin de Florence.

suture est donc bien facilitée par le choix du crin de Florence ; mais les conditions sont bien plus avantageuses encore, quand on fait bien le vrai nœud du chirurgien (1).]

Le crin de Florence est *aseptique*, quand il a été macéré pendant six

(1) Au lieu de passer deux fois un bout du fil sous l'autre bout, il est parfois utile de faire cette manœuvre trois et quatre fois. C'est le cas des sutures de soutien, qui ont pour but de supporter tout l'effort de l'écartement des tissus et qui assurent l'efficacité des sutures d'affrontement.

semaines dans une solution aqueuse antiseptique. Il semble même que c'est cet avantage, actuellement bien constaté, qui a déterminé le choix de MM. Ch. Périer, P. Berger, Lucas-Championnière, F. Terrier, et autres promoteurs et propagateurs de la méthode antiseptique en France.

Le crin de Florence est *facilement supporté par les tissus*. C'est là un point qu'il importe de bien établir et qui comporte quelques développements.

Nous avons multiplié les expériences sur les chiens, sur les lapins, sur les cobayes pour le bien établir. Non seulement nous avons fait toutes les sutures superficielles, soit en surjet, soit à points passés, en nous servant exclusivement du crin de Florence, mais nous avons pratiqué des ligatures d'artères, des sutures de tendons, la néphrectomie, la splénotomie, la suture intestinale, sans faire intervenir d'autre fil à suture ou à ligature que le crin de Florence.

Or, dans toutes ces expériences, sans exception, le crin de Florence a été remarquablement bien toléré par tous les tissus avec lesquels il se trouvait en contact. Jamais nous n'avons trouvé de suppuration, jamais même cette infiltration sanguine ou cet état congestif, qui peut y conduire. La tolérance des tissus a été vraiment parfaite.

Mais, pourrait-on objecter : ce ne sont là que des expériences *in animâ vili* : ce ne sont pas des observations sur l'homme.

A cela on peut répondre, par la pratique de chirurgiens, dont le mérite est bien connu. A ceux que nous avons énumérés plus haut, il convient d'ajouter en effet, MM. P. Tillaux, Le Fort, Richelot, Bouilly, Félizet, Quénu et probablement encore bien d'autres. A Lille, on voit M. le prof. H. Duret, en agir de même, et nous n'y sommes pas les seuls à employer le crin de Florence. Or, jamais nous n'avons entendu signaler ni un petit abcès, ni une ulcération, ni un accident quelconque qui pût être attribué au crin de Florence, quand celui-ci avait été employé après une *macération suffisante*.

En ce qui nous concerne, il nous est arrivé, depuis que nous nous en tenons à ce seul fil pour toutes nos sutures, de rencontrer des faits qui prouvent toute la tolérance des tissus pour le crin de Florence. Nous en citerons un seul. J'avais enlevé un auriculaire surnuméraire à une petite naine idiote, et obtenu la réunion par première intention. Dix jours après l'opération, j'enlevai les points de suture, malgré l'indocilité de l'enfant qui demandait la chloroformisation. Avec beaucoup de difficultés, je retirai les fils les uns après les autres, et congédiai la malade après avoir protégé la cicatrice par un petit emplâtre à la glu, qui fut d'ailleurs retiré quelques jours plus tard. Trente jours après l'opération, je revis l'enfant, qui avait repris ses jeux habituels. Pendant que je prenais le croquis de sa main, je ne fus pas peu surpris de voir briller un petit *nodus*, qui n'était autre qu'un point de suture au crin de Florence : cette enfant avait donc pu, sans inconvénient, supporter les tiraillements, les contacts malpropres et tous les désavantages qui résultent d'un point de suture abandonné à l'air libre depuis plus de quinze jours.

[Bien des observateurs ont été frappés de cette *tolérance* des tissus pour le crin de Florence, non seulement pendant la période de quatre à six ou huit jours que comportent généralement les sutures cutanées, mais encore et surtout *au moment où on retire les fils de suture.*

Dans certains cas particuliers, ce temps de l'ablation des fils est aussi important que laborieux.

Dans sa note de 1881, M. le Dr A. Poncet (de Lyon) (1) précise les réelles difficultés de l'extraction des fils après l'opération de la fistule vésico-vaginale. Il a tiraillé, certainement beaucoup plus qu'il ne le voulait, le tissu de cicatrice, qui a cédé sur une petite étendue.

« Cet accident, écrit l honorable chirurgien lyonnais, était imputable à la nature même des fils dont je m'étais servi. Faisant anse rigide, ils ne pouvaient, au fond de la cavité vaginale, être aisément redressés ; les tractions s'exerçaient donc sur une sorte d'hameçon, d'où les tiraillements si préjudiciables en pareil cas. Je me proposai dès lors, dans une prochaine opération, d'avoir recours à d'autres fils tout aussi solides, mais plus souples, plus élastiques, également susceptibles de glisser dans les aiguilles tubulées. (2)

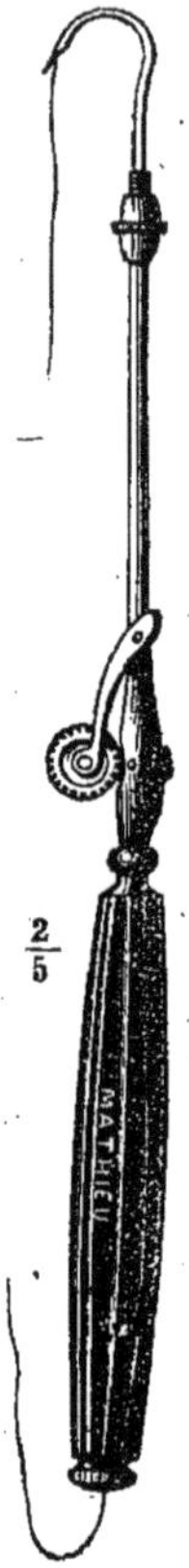

Fig. 6.— Chasse-fil.

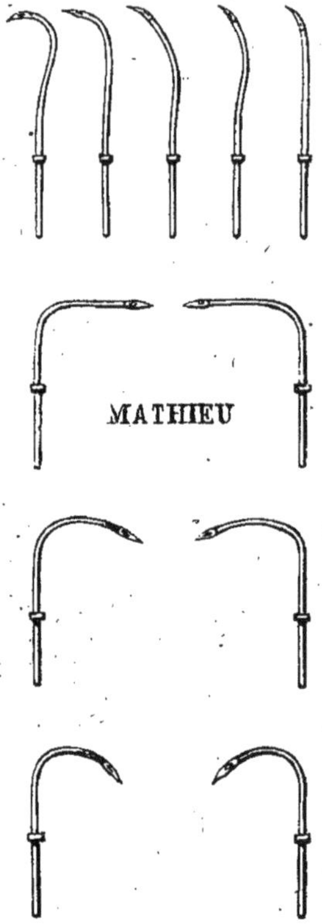

Fig. 7—Aiguilles de diverses formes, qui peuvent se monter sur le chasse-fil.

» Une seule espèce de fil m'a paru réunir toutes ces conditions : c'est le crin de Florence.

» Ces crins, poursuit M. le Dr A. Poncet, qui n'ont que l'apparence

(1) Fistule vésico-vaginale, emploi du crin de Florence ou d'Espagne. *Gazette des hôpitaux*. Paris 1881, p. 868.

(2) Il est certain, qu'avec une dextérité suffisante, on peut parvenir à manœuvrer le crin de Florence à l'aide du chasse-fil, ainsi que l'a fait M. A. Poncet ;

de comparable avec ceux des chevaux, sont rigides, très solides, secs. Ce crin, du calibre des fils métalliques ordinairement employés, supporte un poids de 10 à 12 kilogs; humide, mouillé, il devient beaucoup plus résistant et soutient 20 à 25 kilogs.

» Trois fois, écrit encore M. le Dr Poncet, je l'ai utilisé pour mes sutures vésico-vaginales; et, lors de leur ablation, aucun tiraillement aucune traction intempestive n'ont été exercés ; le fil, une fois coupé, s'ouvre en quelque sorte de lui-même, l'anse se redresse de telle sorte qu'il peut être tiré au dehors sans effort.

» Là n'est pas le seul avantage des crins de Florence ; ils m'ont paru mieux tolérés que les fils métalliques. On pourrait les laisser plus longtemps en place, et, à juger par mes trois malades, ils ne se couvriraient pas de sels calcaires, comme les fils de métal. »]

Le crin de Florence, employé dans les conditions nécessaires, est donc vraiment bien supporté par les tissus, tant chez l'homme que chez les animaux.

Mais nous avons voulu pousser plus loin nos recherches. Nous avons fait la comparaison entre le crin de Florence et les divers fils actuellement employés en chirurgie.

Dans chacune de nos expériences, nous avons fait une opération sur les quatre membres de l'animal : avec le fil d'argent sur l'un, le catgut sur l'autre, la soie phéniquée sur le troisième et le crin de Florence sur le quatrième. Toujours les quatre opérations ont été faites dans la même séance. Toujours les mêmes précautions antiseptiques ont été observées, tant pour le nettoyage préalable des fils que pour les autres détails de l'expérience.

Nous avons ainsi essayé la tolérance du périoste, en passant chacun de nos quatre fils autour des fémurs d'une part, des humérus d'autre part ; nous avons essayé la susceptibilité du tissu musculaire, en agissant de même autour des muscles de la cuisse d'une part, de ceux du bras d'une part ; enfin nous avons fait quatre ligatures, (les deux fémorales et les deux humérales), en remplaçant dans ce dernier cas le fil d'argent par le crin de Florence.

Or, dans tous les cas, nous avons obtenu le même résultat : le crin de Florence est de beaucoup le mieux toléré par tous les tissus ; le fil

---

nous-même avons bien des fois employé l'aiguille tubulée, plus simple et plus connue sous le nom d'aiguille de Simpson, ou d'aiguille de Starten (fig. 8).

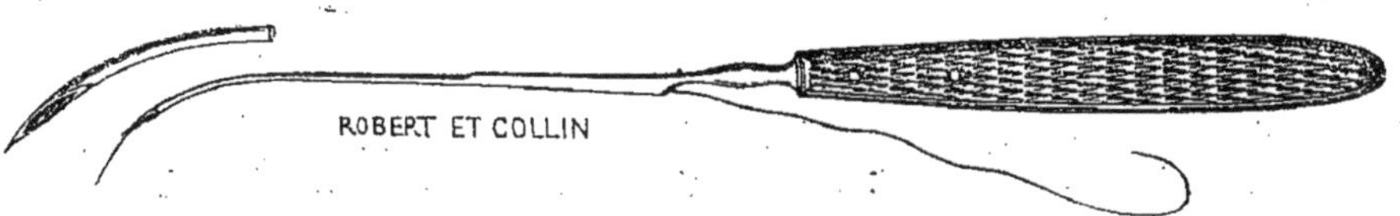


Fig. 8. — Aiguille tubulée de Simpson, ou de Starten.

Mais ce sont là des instruments d'exception, et l'aiguille de Reverdin (fig. 3) est généralement préférée par les chirurgiens qui ont le choix.

d'argent l'est presque autant; la soie phéniquée est de beaucoup le fil le plus fâcheux.

Pour en mieux juger, nous avons essayé ce que donne l'animal bien connu pour suppurer le plus facilement dans tous les laboratoires de physiologie et de pathologie expérimentale. Nous avons fait sur un lapin blanc les quatre ligatures des humérales et des fémorales: deux au crin de Florence, une au catgut, une à la soie phéniquée : cette dernière seule a été le point de départ d'un petit abcès; un noyau induré entourait la ligature au catgut; les deux autres ne donnaient aucune réaction inflammatoire.

[Pour faire un équitable parallèle des divers fils de suture, il est bien entendu qu'une égale sollicitude doit assurer les précautions antiseptiques : Lotion antiseptique de la plaie et de ses anfractuosités, — hémostase complète, — nettoyage rigoureux des aiguilles, — bon affrontement, — et, au besoin, drainage, immobilité et compression par les pièces du pansement. (1)

Ces conditions d'une bonne suture étant exactement remplies, on peut apprécier les avantages et les inconvénients de chacun des fils employés.

Les *fils métalliques* en général ont été bien jugés par M. le Prof. Ollier (de Lyon) (2). Le fil d'argent, seul vraiment accrédité de nos jours, est, en effet, avantageux par sa finesse, par la constance de son volume, par le poli de sa surface, par son impénétrabilité par les liquides putréfiables, par la fixité de la forme de l'anse. — On objecte au fil d'argent son manque de souplesse, qui le rend cassant au niveau des inflexions brusques, des torsions. Son extraction est assez douloureuse pour les blessés : elle fait trop souvent saigner les plaies. — Dans certaines opérations spéciales, (plaies des paupières, du scrotum, du prépuce, du voile du palais, fistule vésico-vaginale, cloisonnement du vagin, colpo-périnéorrhaphie, etc.), l'extraction des fils d'argent est quelque peu laborieuse. — Tous ces inconvénients sont écartés par l'usage des fils de nature organique.

Les fils métalliques restent et doivent rester pour la suture enchevillée. Seuls, ils permettent de fixer avec mesure la seconde cheville, d'augmenter ou de diminuer à volonté la constriction des chevilles, parce que les fils d'argent sont fixés par la torsion ; on n'a qu'à détordre pour resserrer. (3)

Parmi les *fils de matière organique*, il est à peine besoin de signaler le lin, le chanvre, le coton, et, d'une manière générale, les *fils d'ori-*

(1) Inutile d'ajouter que les sutures profondes sont parfois nécessaires pour assurer la valeur des sutures superficielles.

M. le Dr J. Lucas-Championnière a l'habitude d'employer un porte-aiguille sensiblement plus gros que le fil à suture. De cette façon, la sérosité peut suinter autour des fils.

(2) Considérations sur les sutures métalliques. *Gaz. hebd. de méd. et de chir. prat.* Paris 1862, n[os] 9, 12, 17, 23.

(3) Les fils d'argent ne devraient jamais être noués.

*gine végétale*. Tous s'imbibent également les liquides de la plaie : ils acquièrent un volume considérable, en arrivent trop souvent à obstruer la plaie cutanée et à déterminer de petits abcès sous-cutanés ; enfin ils ont été tellement souillés par certaines manipulations industrielles, (comme le rouissage), qu'il est presque impossible que quelque matière septique ne se trouve pas entre les fibres, dont ils se composent. Aussi tous ces fils d'origine végétale sont-ils presque universellement abandonnés.

Quatre *fils d'origine animale* sont connus et employés en chirurgie.

Le *catgut* a l'avantage d'être absorbé par les tissus organiques : de là son emploi, lorsqu'il faut abandonner une suture à fil perdu dans les cavités de l'organisme. Mais cette facilité d'absorption devient un inconvénient pour la suture cutanée : — Le catgut se ramollit trop tôt, ne résiste pas à la tension de certaines plaies et la réunion est encore insuffisante, alors que la suture vient à faire défaut. — Le catgut gonfle au contact des liquides des plaies, il obstrue l'orifice de son passage et empêche les liquides de se dégager le long du fil. — Enfin le catgut est vraiment difficile à nouer.

Aussi le catgut est-il aujourd'hui réservé pour les ligatures vasculaires. On ne s'en sert plus pour faire des sutures.

Le *fil de tendons de baleine* a été employé pour la première fois par F. Ishiguro, médecin en chef de l'armée japonaise, pendant la révolution de 1877. Sa préparation est tout ce qu'il y a de plus simple. Le tendon d'un muscle de baleine est partagé, avec la pointe d'une aiguille, en fibres, dont on choisit les plus fines et les plus longues, pour en former un fil. L'excellence de ce matériel de ligature a été prouvée par les essais suivants, qui ont été faits par l'auteur : — 1° Un poids de deux kilogr. a été pendu à un fil mesurant 1 mètre et pesant 0,18 gr. sans que ce dernier se soit cassé ; 2° On a fait bouillir ce fil pendant 72 heures et ensuite on l'a conservé pendant cinq jours dans une chaleur de 37° sans qu'il ait perdu sa résistance et sans qu'il ait subi un ramollissement et un grossissement sensibles ; 3° Le fil fut trempé dans une solution de deux drachmes de pepsine, une drachme d'acide hydrochlorique dilué et cinq onces d'eau. Il resta dans cette solution pendant vingt heures à une chaleur de 37°, après quoi il n'a pas été possible de découvrir le moindre signe de dissolution ; 4° Il ne changea pas plus après un séjour de cinq à six jours dans de l'acide lactique et dans de l'acide acétique dilués, ainsi que dans une solution de potasse ; 5° Le premier essai en chirurgie a été fait après une désarticulation du fémur ; dans ce cas un bout du fil a été coupé tout près du nœud, tandis que l'autre bout pendait hors de la plaie. Après sept jours, on n'a pas pu trouver une trace de la ligature. Des essais, faits plus tard, ont démontré que trois jours suffisent pour la résorption complète ; 6° Le même essai a été fait sur l'artère fémorale d'un chien. Après cinq jours on a constaté que la ligature s'est totalement résorbée après un effet hémostatique complet. Les avantages de cette matière ont été constatés ensuite, dans des centaines de cas, par d'autres chirurgiens de l'armée japonaise, de sorte que le fil de tendons de baleine a remplacé dans les hôpitaux militaires du Japon toutes les autres matières pour ligatures. « (1)

De récentes expériences, pratiquées sur des chiens par M. Isaïe Vauhaecke, démontrent que, pour la suture tendineuse, le fil de tendons de baleine est bien toléré par les tissus, et se trouve absorbé d'une façon complète et en peu de jours. — Cette matière est donc très comparable au catgut ; elle a en plus l'avantage de pouvoir se conserver très simplement comme le fil d argent, (2) et d'être plus facile à nouer que le catgut ; mais elle a en moins la valeur des produits exotiques : elle est très dispendieuse.

Il n'y a donc pas lieu de juger le fil de tendons de baleine plus avantageusement que le catgut. Celui-ci est devenu très facile à trouver dans le commerce : on le réserve comme fil de choix pour les ligatures vasculaires ; il n'en est plus question pour les sutures cutanées.

La *soie antiseptique* est solide, très souple, non absorbable, assez bien tolérée par les tissus, puisqu'on a pu la laisser sans danger dans la cavité abdominale. Néanmoins nos expériences démontrent combien il y a lieu de préférer, dans ce cas, le catgut ou le crin de Florence, qui sont incomparablement mieux tolérés par les tissus organiques. — La soie a aussi l'inconvénient de se laisser gonfler par les liquides du voisinage. — Un autre inconvénient lui vient de son excès de souplesse, qui rend plus difficile l'affrontement des bords de la plaie, lorsque le gonflement consécutif à la suture vient à se produire.

Le *crin de Florence* est aussi fin que les fils métalliques, aussi constant dans son volume, aussi impénétrable par les liquides putréfiables. Si sa surface est moins polie, c'est probablement un avantage au point de vue de la solidité du premier nœud, pourvu qu'il soit bien le vrai nœud du chirurgien. (3)

Ce nœud est d'ailleurs incontestablement facile à faire. La souplesse du crin de Florence est intermédiaire entre la rigidité du fil d'argent et la flaccidité des autres fils de nature organique. Son extraction est simple, s'accomplit sans effort et sans douleur, surtout quand on compare cette manœuvre à celle que comporte le fil d'argent. Enfin l'oubli d'un point de suture est un accident aussi anodin que possible,

---

(1) *Bulletin mensuel de la polyclinique médicale*. Berne 1882.

(2) Aucune macération préalable n'est requise. Il suffit d'une simple lotion antiseptique au moment de l'usage du fil.

(3) Au lieu de passer deux fois le fil, ainsi que le montre la figure 4, il est parfois utile de le passer trois fois : on assure alors des contacts plus multipliés et le second nœud (fig. 5) peut être serré à loisir, quelle que soit la tendance des lèvres de la plaie à se désunir.

eu raison de la remarquable tolérance des tissus organiques pour le crin de Florence. (1)

Quant au *crin de cheval*, étudié par M. Thomas Smith, par M. Gustave Simon, et par quelques autres chirurgiens, il est infiniment probable qu'il a été confondu avec le crin de Florence.] (2)

De toutes ces critiques, expériences et opérations, nous croyons pouvoir conclure :

1° Le crin de Florence est un bon fil pour l'usage chirurgical s'il remplit deux conditions : l'élimination des deux extrémités et la macération depuis six semaines *au minimum* dans un liquide aqueux antiseptique. — Il est, dans ces conditions, tenace, souple, aseptique et facilement supporté par les tissus.

2° Le crin de Florence est le meilleur *fil de suture* : son application facilite le second nœud, si l'on fait bien le vrai nœud du chirurgien (fig 5) ; son séjour est mieux supporté que celui du fil de chanvre, de lin ou de soie (qui ulcèrent) ; son enlèvement ne saurait encourir les reproches que comporte le fil d'argent, (quand il gratte ou fait saigner).

3° Pour les *ligatures à fil perdu*, le crin de Florence ne doit pas remplacer le catgut pour lier les petits et moyens vaisseaux ; mais il donne, pour les gros troncs vasculaires et pour les larges pédicules de tumeurs, autant de garanties de durée que peut en donner la soie phéniquée, et à ces garanties le crin de Florence ajoute une plus complète tolérance des tissus.

M. Blondeau demande quel est le liquide antiseptique qu'il convient d'employer pour conserver le crin de Florence dans les tubes de verre présentés par M. Guermonprez.

M. Guermonprez : — J'ai essayé trois liquides : l'eau phéniquée normale (2,5 %), la solution normale de thymol (1 ‰), et la solution normale de sublimé ou liqueur de Van Swieten (1 ‰). J'ai bientôt renoncé à celle-ci, qui altère rapidement l'aiguille de Reverdin (fig. 9),

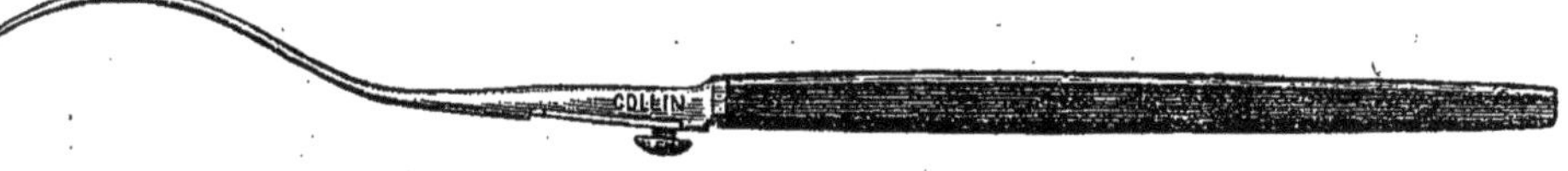


Fig. 9. — Aiguille de Reverdin à manche fixe.

(1) M. H. Gilson exprimait, en 1883, une opinion alors exacte, en reprochant au crin de Florence son prix élevé. — Actuellement, quand on prend la peine de compter quel nombre de points de suture on peut faire avec un franc de fil d'argent, — ou avec un franc de soie antiseptique, — avec un franc de catgut, — avec un franc de crin de Florence, — on est tout étonné de constater que le moins dispendieux est encore ce dernier.

(2) M. Thomas Smith a acheté les fils, dont il expose les avantages, chez des fabricants d'articles de pêche. Or, on le sait, crin à pêche et crin de Florence sont synonymes.

et il m'a paru que des deux autres, la solution de thymol devrait être préférée, parce qu'elle semble donner une souplesse plus grande, mais la différence n'est pas assez importante pour compliquer le matériel chirurgical, et je me borne à conserver mon crin de Florence dans l'eau phéniquée normale.

[En 1880, M. Granville Bantock se contentait de faire macérer le crin de Florence, pendant quelques minutes, dans l'eau tiède. Il a abandonné entièrement l'usage des antiseptiques dans l'opération.]

Les tubes de verre, dont je me sers, sont à peu près du volume du doigt; ils sont par conséquent peu encombrants pour les boîtes de secours ou pour les valises qui contiennent le matériel antiseptique.

[Une plus longue pratique démontre l'avantage des éprouvettes au lieu des tubes de verre. Après avoir essayé des éprouvettes assez longues pour y placer le crin de Florence dans toute son étendue, (vases, dont nous réservons l'emploi pour les services hospitaliers et dispensaires), nous adoptons les éprouvettes, soit de verre, soit de zinc, pour les boîtes de secours, et pour les approvisionnements, qu'il faut transporter en voyage.

Une dimension réduite de moitié suffit pour y conserver le crin de Florence, que l'on ploie en deux sans altérer sa valeur.]

Pour donner satisfaction aux impatients, qui ne peuvent attendre une macération d'un mois ou six semaines, et surtout pour tirer d'embarras le chirurgien pris au dépourvu, j'ai voulu savoir si une décoction dans un liquide antiseptique, en prolongeant l'ébullition pendant une heure, ne pourrait point dispenser des ennuis d'une macération prolongée. J'ai ainsi reconnu que l'eau simple rend en peu de temps le fil absolument friable, cassant et de tout point inutilisable. Si, au lieu de l'eau simple, on se sert d'une solution antiseptique, cette altération du fil est moins profonde, mais elle existe déjà dans une mesure importante. La solution du thymol paraît toutefois moins fâcheuse que le liquide listérien; mais ce ne sont que des différences de détail.

Pour avoir un bon fil chirurgical, il faut en passer par la macération de quatre à six semaines, et pour s'en bien servir il faut faire le nœud du chirurgien.

[Comme résultats particulièrement curieux, on peut signaler :

Les cas de sutures des nerfs présentés par M. le Dr P. Tillaux à l'*Académie des Sciences*, le 23 juin 1884.

La suture osseuse à fil perdu publiée par M. le Dr P. Bigo, en 1886, dans la *Gazette Médicale de Strasbourg*.

Les observations de sutures tendineuses à fil perdu réunies dans la thèse (1887) de M. Isaïe Vanhaecke, sous le titre *du traitement des sections tendineuses par la ténorrhaphie*.

Mais il est toujours bon de répéter la conclusion de M. Spencer Wells : Pour réaliser de bonnes sutures, la substance elle-même a moins d'importance que la manière de s'en servir.]

Lille Imp. L. Danel.

## DU MÊME AUTEUR :

Médecine des chemins de fer. — Côté médico-légal de l'affaire du chauffeur E...... contre l'Etat belge (*Lille*, 1880).

Idem. — Simulation des douleurs d'origine traumatique ; diagnostic par les courants induits et interrompus (*Journal des Sc. méd. de Lille* et *Gaz. des hôp.*, 10-13 sept. 1881).

Idem. — Troubles nerveux consécutifs à une fracture du crâne, etc., par accident de chemin de fer ; émissions sanguines répétées ; guérison. (*Lecture à la Société de Chirurgie de Paris*, 5 oct. 1881, et *Journal des Sc. méd. de Lille*, 1883.)

Sur la réparation des parties molles et du squelette dix-huit ans après la perte de tout le corps du maxillaire inférieur. (*Soc. centr. de Méd. du Nord de la France*, sept. 1872.)

Sur la pustule maligne en Flandre (*Journal des Sc. méd. de Lille*, fév. 1879).

Contribution à l'étude de la myosite (*Ibidem*, 1879), et brochure, 116 p., Paris, 1880.

Fractures incomplètes et incurvation des os de l'avant-bras (*Ibidem*).

Traitement des fractures des métacarpiens par l'attelle de zinc (*Ibid.* 1880).

Fracture du rocher, guérison ; nouvel accident, seconde guérison (*Ibidem*).

Synovite tendineuse aiguë des fléchisseurs de la main ; traitement sans débridement ; guérison (*Soc. des Sc. méd. de Lille*, 1881).

Luxation du pouce en arrière ; réduction par rotation dans l'extension (*Ibid.*)

Ankylose tardive après les fractures du coude (*Ibidem*).

Des pulvérisations phéniquées pour affaiblir la sensibilité et supprimer la douleur du traumatisme (*Ibidem* et *Thérap. contemp.*, 1881.)

Fracture du grand os (*Lecture à la Soc. de Chirurgie de Paris*).

Accidents après l'opération d'une hernie crurale étranglée chez une femme de 70 ans ; — guérison (*Soc. des Sc. méd. de Lille*, 15 mars 1882).

Étude sur la réduction des luxations du pouce en arrière au moyen des manœuvres de douceur (*Journal des Sciences médicales de Lille* et *Union médicale*, 1882. *Thérapeutique contemp.*, 1882).

Notes sur quelques difformités des doigts.— Broch. 50 p. avec 50 fig. Lille, 1887.

Etude sur la dépression du crâne pendant la seconde enfance (*Arch. gén. de méd.*, août 1882, et *J. des Sc. méd. de Lille*).

Note sur le traitement de la pseudarthrose du tibia (*Bull. de l'Acad. royale de médecine de Belgique*, juillet 1883).

Kystes des doigts. — Broch. 36 p. Paris, 1886.

Curage d'un foyer de gangrène sus-diaphragmatique. (*Société des Sc. méd. de Lille*, 31 mars 1886.)

Note sur un cas de cysticerque du sein (*Soc. des Sc. méd. de Lyon* ; *Lyon médical*, 1883 ; *Revue méd. franç. et étr.*, janvier 1884).

— La même, traduite en espagnol par le Docteur D. Rosalino Revira y Oliver. Barcelone, novembre 1883.

LILLE. IMPRIMERIE L. DANEL.

www.ingramcontent.com/pod-product-compliance
Ingram Content Group UK Ltd.
Pitfield, Milton Keynes, MK11 3LW, UK
UKHW021022220726
13924UKWH00001B/126

9 782019 94294